BEI GRIN MACHT SICH IHR
WISSEN BEZAHLT

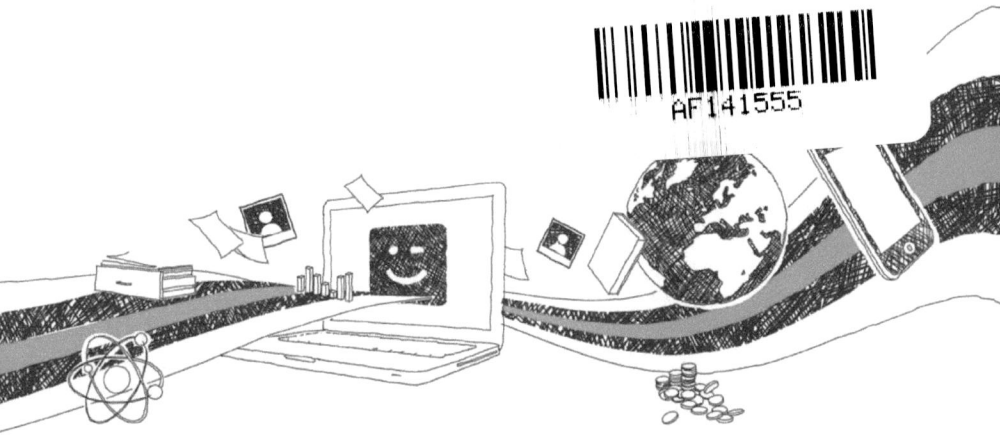

- Wir veröffentlichen Ihre Hausarbeit,
  Bachelor- und Masterarbeit

- Ihr eigenes eBook und Buch -
  weltweit in allen wichtigen Shops

- Verdienen Sie an jedem Verkauf

Jetzt bei www.GRIN.com hochladen
und kostenlos publizieren

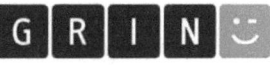

Sarah Bittner

Methadon - Ein Segen für Heroinabhängige?

GRIN Verlag

Bibliografische Information der Deutschen Nationalbibliothek:

Die Deutsche Bibliothek verzeichnet diese Publikation in der Deutschen National-
bibliografie; detaillierte bibliografische Daten sind im Internet über http://dnb.d-
nb.de/ abrufbar.

Dieses Werk sowie alle darin enthaltenen einzelnen Beiträge und Abbildungen
sind urheberrechtlich geschützt. Jede Verwertung, die nicht ausdrücklich vom
Urheberrechtsschutz zugelassen ist, bedarf der vorherigen Zustimmung des Verla-
ges. Das gilt insbesondere für Vervielfältigungen, Bearbeitungen, Übersetzungen,
Mikroverfilmungen, Auswertungen durch Datenbanken und für die Einspeicherung
und Verarbeitung in elektronische Systeme. Alle Rechte, auch die des auszugsweisen
Nachdrucks, der fotomechanischen Wiedergabe (einschließlich Mikrokopie) sowie
der Auswertung durch Datenbanken oder ähnliche Einrichtungen, vorbehalten.

Impressum:

Copyright © 2007 GRIN Verlag GmbH
Druck und Bindung: Books on Demand GmbH, Norderstedt Germany
ISBN: 978-3-638-92444-3

Dieses Buch bei GRIN:

http://www.grin.com/de/e-book/89099/methadon-ein-segen-fuer-heroinabhaengige

GRIN - Your knowledge has value

Der GRIN Verlag publiziert seit 1998 wissenschaftliche Arbeiten von Studenten, Hochschullehrern und anderen Akademikern als eBook und gedrucktes Buch. Die Verlagswebsite www.grin.com ist die ideale Plattform zur Veröffentlichung von Hausarbeiten, Abschlussarbeiten, wissenschaftlichen Aufsätzen, Dissertationen und Fachbüchern.

Besuchen Sie uns im Internet:

http://www.grin.com/

http://www.facebook.com/grincom

http://www.twitter.com/grin_com

Universität Bremen

Fachbereich 11

Studiengang   Public Health/Gesundheitswissenschaften

Methadon

Ein Segen für Heroinabhängige?

Sarah Catharina Bittner

Sommersemester 2007

Gesundheitliche Risiken und Ressourcen im Kontext von Drogenkonsum

Inhaltsverzeichnis

1. Einleitung

Heroin gelangte Anfang der 70er Jahre auf den bundesdeutschen Schwarzmarkt. Binnen weniger Jahre gab es in Deutschland 30.000 bis 40.000 Heroingebraucher. (Gerlach, 2004, S.13) Nach Marion Caspers-Merk, der Drogenbeauftragten und parlamentarischen Staatssekretärin im Bundesministerium für Gesundheit und Soziale Sicherung, gab es im Jahr 2002 rund 150.000 Heroinabhängige in Deutschland und in der gesamten Europäischen Union waren sogar über 1 Millionen Menschen abhängig. Es kommt meist zu einer enormen Verelendung der Heroinabhängigen. Körperliche, psychische und soziale Schäden sind die aus dem Heroinkonsum resultierenden Folgen. Weiterhin spielen Beschaffungskriminalität und Prostitution in diesem Milieu oft eine große Rolle. Eine weitere Gefahr besteht durch ein erhöhtes HIV-Infektionsrisiko, welches durch unsauberes Injektionsbesteck induziert ist. Die Zahl der Drogentoten geht aber trotzdem zurück, da auch immer mehr Abhängige sich gegen das Heroin entscheiden und Hilfsangebote angenommen werden. Rund die Hälfte der Abhängigen nutzten im Jahr 2002 Hilfsangebote. Es gibt verschiedene niederschwelliger Art, wie zum Beispiel Drogenkonsumräume, wodurch das Überleben Schwerstabhängiger weitestgehend gesichert werden kann. Weiterhin werden Abstinenztherapien und Substitutionen angeboten. Es befinden sich in Deutschland über 50.000 Heroinabhängige in substitutionsgestützten Behandlungen mit Methadon und anderen geeigneten Mitteln. (Gerlach, 2000) Diese Behandlung findet mit Unterstützung von Drogenhilfeeinrichtungen bei Ärzten und Ambulanzen statt. (Marion Caspers-Merk, 2002 in: bmg.bund.de) „In den Ländern, in denen die Methadonbehandlung bereits seit vielen Jahren etabliert ist, erhalten zunehmend mehr Ärzte und Ambulanzen eine Zulassung zur Substitutionstherapie, und es wird dort eine Angebotserweiterung zur Realisierung einer flächendeckenden Versorgungsstruktur angestrebt." (Newman, Gerlach, 2003) Mitte 2006 wurden sogar schon 64.500 Substitutionspatienten in Deutschland gemeldet. (Bätzing, 2007a)

In meiner Arbeit befasse ich mich ausschließlich mit der Substanz Methadon und ihrem Einsatz zur Substitution von Heroinabhängigen. Zu Anfang möchte ich einen groben Überblick über das Methadon an sich vermitteln. Es werden die Geschichte des Methadons, seine Definition, pharmakologische Wirkungsweise und seine Neben- und Langzeitwirkungen beschrieben. Im weiteren Verlauf beziehe ich mich auf die Verwendung des Methadons zu Substitutionszwecken von Heroinabhängigen. Wobei besonders das Pro und Contra und die rechtlichen Grundlagen der Methadonsubstitution mit einbezogen werden.

2. Geschichte des Methadons

Methadon wurde 1939 in den pharmazeutischen Labors der zum I.G. Farbenkonzern gehörenden Farbwerke Hoechst erstmals synthetisiert. „Es war das Produkt einer langen und kontinuierlichen, bereits zu Beginn der 80er Jahre des 19. Jahrhunderts bei den Farbwerken Hoechst auf dem Sektor synthetischer Antipyretika und Analgetika einsetzenden Forschungslinie: Nach der Synthetisierung von Antipyrin (1884), Pyramidon (1897) und Novalgin (1921) erweiterte sich das Forschungsinteresse gegen Ende der 20er Jahre auf die Entwicklung schmerzstillender Medikamente mit gleichzeitiger spasmolytischer Komponente." (Gerlach, 2004, S.1) Die Hoechst-Mitarbeiter entdeckten eine Vielzahl analgetisch und spasmolytisch wirkender Diphenylmethane, „u. a. auch die Verbindung 2-Dimethylamino-4,4-diphenylheptanon-(5), die zunächst unter der Synthesenummer Va 10820 registriert wurde und einige Jahre später unter der Bezeichnung Methadon bekannt werden sollte. 1942 begann die pharmakologische Untersuchung von Va 10820, außerdem wurde es klinisch erprobt und der Wehrmacht unter dem Codenamen Amidon zu Versuchszwecken zur Verfügung gestellt. Im Jahre 1947 erhielt das Amidon den internationalen Freinamen Methadon. Im selben Jahr gelangte es durch einen US-Pharmakonzern unter dem Handelsnamen Dolophine auf den Arzneimittelmarkt. Kurzspäter gelangte es durch verschiedene Firmen in vielen Ländern auf den Arzneimittelmarkt und wurde unter vielen unterschiedlichen Handelsnamen vermarktet, wie zum Beispiel unter den Namen Anadon, Butalgin, Dolamid, Heptalgin, Mephenon und Petalgin. Form, Methadonkonzentration und Zusatzstoffe waren ebenfalls verschieden. Infolge der Auflösung der Firma Hoechst aufgrund des Weltkrieges wurde nach ihrer Neugründung im Jahr 1949 Methadon unter dem gesetzlich geschützten Präparatnamen Polamidon auf dem deutschen Arzneimittelmarkt angeboten. Anfang 1953 erfolgte eine Patenterteilung für Polamidon. (Gerlach, 2004, S.1-4)

Die therapeutische Wirksamkeit wurde im Nachkriegsdeutschland ab 1948 klinisch und pharmakologisch untersucht. Das Abhängigkeitspotential wurde in Deutschland zunächst fälschlicherweise als sehr gering eingestuft, aber ab 1950 war das starke Abhängigkeitspotential dann auch in Deutschland weitgehend erkannt. Zum gleichen Zeitpunkt wurde Polamidon auch zu ersten Substitutionszwecken von Morphinabhängigen erprobt. „Die Forscher gelangten zu der Erkenntnis, dass sich Polamidon als Substitutionsmittel zur Beseitigung oder Dämpfung von Abstinenzerscheinungen bei Morphinabhängigen zufrieden stellend bewährte." (Gerlach, 2004, S.6) „Bis Ende der 50er Jahre gab es nur eine Methadonform, nämlich das razemische Gemisch D,L-Methadon. Dann jedoch gelang es den Hoechst-Wissenschaftlern, das pharmakologisch aktive, linksdrehende

R-(-)-(l-Methadon) vom inaktiven rechtsdrehenden S-(-)-Enantiomer (D-Methadon) zu isolieren und so das in seiner Wirksamkeit etwa doppelt so starke Präparat "L-Polamidon" zu entwickeln.1965 wurde in den Hoechst Werken die Polamidon Herstellung auf ein doppelt so starkes Methadon namens L-Polamidon umgestellt."(suchtzentrum.de „Substanz") Bis 1974 blieb Methadon verschreibungsfähig und wurde ab da in der Betäubungsmittel-Verschreibungs-Verordnung als nicht verschreibungsfähig eingestuft. (Gerlach, 2004, S.7.) 1994 wurde Methadon aufgrund seines internationalen Einsatzes wieder als verschreibungsfähig gesetzt. (Bühriger, Künzel, Spies, 1997, S.249)

2.1 Definition und pharmakologische Wirkungsweise

Bei Methadon handelt es sich im Gegensatz zu dem halbsynthetisierten Heroin um ein voll synthetisiertes Opiat. Obwohl es ein Morphinabkömmling ist, weist es nur wenig strukturelle Ähnlichkeiten mit dem Morphinmolekül auf. Seine Gesamtwirkung kommt denen der Opiate sehr ähnlich. Methadon steht als Überbegriff für drei verschiedene chemische Formen. Wir unterscheiden zwischen einer links- und rechtsdrehenden Form sowie dem sich aus diesen beiden Formen zusammensetzenden Recemat. „Das razemische Methadon, das oral eingenommen wird, kann als Pharmachemikalie zur Zubereitung von Lösungen in Apotheken bezogen werden. Seit Mitte 1999 ist es auch als Fertigarznei in Form von Tabletten erhältlich." (Viethen, 2004, S.149) Nach Viethen gleicht seine Wirkung prinzipiell dem Wirkbild aller Opiate. Sie lagern sich an bestimmten Nervenzellrezeptoren an, die ohne eine Opiatzufuhr mit den körpereigenen Endorphinen reagieren. Diese Rezeptorstellen wirken im Schmerz- und Belohnungssystem, daher hat Methadon eine analgetische Wirkung. Es kann nach Viethen Entzugserscheinungen verhindern, ohne dass seine Dosis gesteigert werden muss, da sich unter Methadon keine Toleranz ausbildet. Newman zufolge ist Methadon ein narkotisches Medikament, welches eine Reihe von Wirkungen aufweist, die denen des Morphiums ähneln. (Newman, 1986, S.2) Nach der oralen Einnahme wird es in die Blutbahn resorbiert, konzentriert sich dann in Lunge, Nieren, Milz und Leber und wird auch in Muskel- und Fettgewebe eingelagert. Viethen zufolge dringt nur ein geringer Substanzanteil bis ins Gehirn vor. Die Wirkung tritt mit zeitlicher Verzögerung ein und hält 24 bis 36 Stunden gleich bleibend an. Doch bei regelmäßiger Einnahme kommt es zu einer psychischen und körperlichen Abhängigkeit, welches sich beim Absetzen der Substanz in den Entzugserscheinungen bemerkbar macht.

2.2 Nebenwirkungen vom Methadonkonsum

Nach Gmür werden vegetative Begleiterscheinungen wie Schlaf-, Appetit- und Sexualstörungen und psychische Entgleisungen wie depressive und suizidale Anwandlungen, Angstzustände und Alkoholismus bei einer beachtlichen Minderzahl der Behandelten beobachtet.

Die Nebenwirkungen des Methadons unterscheiden sich in Kurzzeitnebenwirkungen und Langzeitnebenwirkungen. In Form von Kurzzeitnebenwirkungen können Mattheit, Schlaflosigkeit, trockener Mund, Übelkeit, Magenschmerzen, Erbrechen, Schwitzen, Juckreiz, Harnverhalten, Verstopfung, Schweregefühl in Armen und Beinen, Konzentrationsschwäche, verlangsamte Atmung, kleine Pupillen und ein niedriger Blutdruck auftreten. Diese Nebenwirkungen ähneln denen vom Heroingebrauch, sie können nur aufgrund der längeren Halbwertzeit des Methadons auch länger anhalten. (suchtzentrum.de „Kurzzeitnebenwirkungen")

Bei einem Dauerkonsum von Methadon kann es zu exzessivem Schwitzen und zu Schlaflosigkeit kommen. Außerdem wird die sexuelle Energie vermindert. Durch das im Methadon enthaltene Hydrochlorid wird das Kariesrisiko der Zähne erhöht. Des Weiteren zählen zu den Langzeitnebenwirkungen die psychische und körperliche Abhängigkeit, wobei die Entzugserscheinungen nach Absetzten des Methadons noch unangenehmer sind als die des Heroins, und zudem noch länger andauern. (suchtzentrum.de „Langzeitnebenwirkungen")

3. Erster bundesdeutscher Modelversuch mit Methadon

(vgl. Viethen 1996, S.162-165 und Gerlach, 2004, S.13) Das erste experimentelle, bundesdeutsche Methadonprogramm wurde von 1973 bis 1975 in Hannover durchgeführt. Viethen zufolge wurde der Modellversuch frühzeitig abgebrochen, da sich die Teilnehmer weigerten in eine therapeutische Wohngemeinschaft zu ziehen. Diese Weigerung wurde als Misserfolg gewertet, jedoch stand sie den bis dahin erreichten Erfolgen gegenüber. Gegen Ende des Projektes hatte jeder der Beteiligten einen festen Arbeits- oder Schulplatz oder sogar bereits seine Lehre oder Prüfungen abgeschlossen. Weiterhin wurde ein Rückzug der Teilnehmer aus der Drogenszene beobachtet, und es wurden keinerlei kriminelle Auffälligkeiten festgestellt. Zudem befanden sich alle Probanden nach Beendigung in einem stabilen Wohnverhältnis. Die soziale und berufliche Integration und die Drogenabstinenz zeigten auch in einer Nachuntersuchung noch bei fast allen Klienten Stabilität. Nach Gerlach konnten jedoch die dramatischen Verbesserungen während der Substitution im sozialen

Bereich von der Mehrzahl nicht aufrechterhalten werden, und praktisch alle fielen ihm zufolge in Heroingebrauchsmuster zurück. Teilnehmer machten nach dem Projekt einen Methadonentzug durch, der sich in Form von Ängsten, Aggressionen, Depressionen und körperlichen Entzugserscheinungen bemerkbar machte. „Im Gegensatz zu der von Dole und Nyswander eingeführten Methadonerhaltungsbehandlung (...) war das Hannoversche Projekt als Reduktionsprogramm (...) konzipiert, und die Mitarbeiter interpretierten hinsichtlich des Bezugskriteriums Effektivität das angebliche Scheitern des Versuchs – in Einklang mit dem damals die Drogenpolitik und Drogenarbeit dominierenden Abstinenzparadigma – als Beleg für die Überlegenheit von stationären Abstinenztherapien (Therapeutischen Gemeinschaften) gegenüber Methadonbehandlungen." (Gerlach, 2004, S.13-14) Deshalb wurde aufgrund dieses angeblich gescheiterten Hannoverschen Methadonprojekts lange argumentiert, dass Methadonbehandlungen keine adäquate Alternative zu ausschließlich abstinenzorientierten Therapieangeboten darstellen. (Gerlach, Schneider, 1994) Erst elf Jahre nach der Projektbeendigung wurde die Methadontherapie von ehemaligen Mitarbeitern als insgesamt positiv beurteilt. „Die untersuchten Probanden – 11 Klienten, die damals bis zum Schluss im Programm verblieben und inzwischen zwischen 32 und 36 Jahre alt waren – waren frei von Opiaten. Dieser Erfolg wurde auf die vorangegangene Substitution zurückgeführt." (vgl. Martius[1], 1991 zitiert nach Viethen, 2004, S.165)

3.1 Methadonbehandlungen von Heroinabhängigen in Deutschland

Während der 70er und 80er Jahre hielt die deutsche Drogenpolitik am Abstinenzparadigma fest. Es gab starke rechtliche Beschränkungen für die Verordnung von Methadon. „So musste die Verschreibung von Betäubungsmitteln begründet sein und war lediglich dann erlaubt, wenn der beabsichtigte Zweck nicht auf andere Weise erreicht werden konnte (§ 13 BtMG)." (Viethen, 2004, S.163) Das Methadon durfte nur unter äußerst strenger Indikationsstellung verordnet werden, zum Beispiel bei lebensbedrohlichen Notfällen. Viethen zufolge gab es zu der Zeit auch viele große Gegner von Methadontherapien, unter anderem die *Deutsche Hauptstelle gegen Suchtgefahren*, der *Berufsverband der Elternkreise* sowie der *Fachverband Drogen und Rauschmittel*. In der Praxis wurden Ärzte jedoch an der Methadonverordnung gehindert, da eine Erhaltungstherapie mit Methadon als so genannter Kunstfehler bewertet wurde. Viele Ärzte, die sich dem widersetzten, mussten nicht unerhebliche Konsequenzen

---

[1] Martius, M. (1991): Erfahrungen mit Methadonprogrammen: BRD. In: Bülow v. A., Heidhaus, H., Kirsche, M., Kröger, S. (Hrsg.): Methadon: Grundlagen, Erfahrungen und Probleme medikamentengestützter Drogentherapie, München

tragen, deshalb verordneten viele Mediziner zu Substitutionszwecken von Opiatabhängigen andere Substitute, die nicht unter das Betäubungsmittelgesetz fielen, wie Codein zum Beispiel. (Gerlach, 2004, S.14)

Erst 1987 wurde in Nordrhein-Westfalen ein wissenschaftlich begleitetes Erprobungsverfahren zur medikamentengestützten Rehabilitation bei intravenösen Drogenabhängigen durchgeführt. Daraus profitierten auch andere Bundesländer und konnten in verschiedenen Modellformen Opiatabhängige systematisch mit Methadon behandeln. 1988 wurde durch den Vorstand der Bundesärztekammer eine kontrollierte Vergabe von L-Polamidon an Drogenabhängige beschlossen, jedoch nur mit folgender Indikation: Patienten mussten schwere Erkrankungen haben oder Aids, sich in lebensbedrohlichen Zuständen befinden oder eine Schwangerschaft und Geburt abgeschlossen haben, denn eine ambulante Versorgung wurde zu dieser Zeit noch abgelehnt. Erst 1991 wurden die Gesetze entschärft, wodurch die Rechtmäßigkeit der Substitution bestätigt wurde und die sozialmedizinische Indikation zugelassen wurde. Hiermit wurde die Betäubungsmittelverschreibungsverordnung geändert und noch im selben Jahr erließ der *Bundesausschuss der Ärzte und Krankenkassen* die NUB-Richtlinien (Neue Untersuchungs- und Behandlungsmethoden). (Viethen, 2004, S. 163-164) Diese Richtlinien besagten, dass die *Kassenärztlichen Vereinigungen* die Finanzierung der Substitution tragen, insofern sie einen notwendigen Teil der Krankenbehandlung darstellt, wobei die Abstinenz nach wie vor oberstes Ziel in der Behandlung von Sucht ist. Die am 18.6.1999 in Kraft getretenen Richtlinien zur substitutionsgestützten Behandlung Opiatabhängiger des Bundesausschusses der Ärzte und Krankenkassen besagen in Anlage A: „Krankenbehandlung im Sinne des § 27 SGB V umfasst auch die Behandlung von Suchterkrankungen. Das alleinige Auswechseln des Opiats durch ein Substitutionsmittel stellt jedoch keine geeignete Behandlungsmethode dar und ist von der Leistungspflicht der Gesetzlichen Krankenversicherung (GKV) nicht umfasst. Oberstes Ziel der Behandlung ist die Suchtmittelfreiheit. Ist dieses Ziel nicht unmittelbar und zeitnah erreichbar, so ist im Rahmen eines umfassenden Behandlungskonzeptes, das erforderliche begleitende psychiatrische und/oder psychotherapeutische Behandlungs- oder psychosoziale Betreuungs-Maßnahmen mit einbezieht, eine Substitution zulässig." (indro-online.de, 1999) Doch diese Richtlinien wurden seitdem mehrmals geändert, und obwohl die NUB- und AUB Richtlinien damals sehr restriktiv ausgelegt waren, stieg die Zahl der Substituierten in Deutschland und durch das veränderte Betäubungsmittelgesetz bestand erstmals Rechtssicherheit. Nach Viethen erfolgte im Sommer 1992 die Klarstellung der rechtlichen Zulässigkeit von Substitutionsbehandlungen in § 13 I Satz 1 BtMG, der zufolge diese in

7

medizinisch begründeten Einzelfällen und unter strenger ärztlicher Kontrolle erlaubt sind. „Die Rechtsunsicherheit wurde nun endgültig beendet und Levomethadon kann von Medizinern (…) im Rahmen der Behandlung ´einschließlich der ärztlichen Behandlung einer Betäubungsmittelabhängigkeit´ verschrieben, verabreicht oder zum unmittelbaren Verbrauch überlassen werden" (Bühringer, Künzel, Spies[2], 1995, S.10 zitiert nach Viethen, 2004, S.164)

3.2 Die Hauptziele der Methadonsubstitution

Nach Newman besteht das Ziel der Methadonbehandlung darin, „den Patienten im physiologischen Normalzustand zu halten, indem man die Drogen-Konzentration im Körper im Gleichgewicht hält zwischen dem Toleranz-Niveau und dem Abhängigkeits-Niveau." Wenn die Drogenkonzentration unter dem Toleranzniveau liegt, also der Patient verhindert ist Narkotika-Folgen zu empfinden, aber die Konzentration immer noch über dem Abhängigkeits-Niveau liegt, wodurch es nicht zu Entziehungssymptomen kommt, wird der Patient sich normal fühlen und normal aussehen. Mit Methadon ist dieses Ziel relativ leicht zu erreichen, da Methadon eine vorauszubestimmende, lange Wirksamkeit aufweist. (Newman, 1986, S.6)

Nach Viethen bestehen die Hauptziele der Methadonsubstitution abgeleitet aus den Ergebnissen verschiedenster Studien in einer sozialen Stabilisierung, einer Kriminalitätssenkung, einer Distanzierung der Teilnehmer aus der Drogenszene, der Drogenfreiheit und einer möglichst hohen Erreichbarkeit, sowie einer Senkung der Mortalitätsrate. Nach dem Drogen- und Suchtbericht 2007 gelten die Sicherung des Überlebens, die gesundheitliche und soziale Stabilisierung und die berufliche Rehabilitation und soziale Reintegration als Teil eines umfassenden Behandlungskonzeptes. Durch niederschwellige Angebote versucht man auch an bisher nicht erreichbare Abhängige heranzukommen. Der Drogenbeauftragten der Bundesregierung, Sabine Bätzing, ist es wichtig, dass medizinische Behandlung und psychosoziale Begleitung der Patientinnen und Patienten gemeinsam zum Erfolg führen. Ein langfristiges Ziel der Methadonsubstitution ist nicht mehr wie früher, die angestrebte Abstinenz der Patienten, sondern eine so genannte „harm reduction", wodurch eine unmittelbare Verringerung negativer Auswirkungen erzielt werden soll.(Viethen, 2004, S.181) Zu den Zielen der Substitutionsbehandlung gehören außerdem noch die Ersetzung unhygienischer, unkontrollierter und riskanter Konsumformen

---

[2] Bühringer, G., Künzel, J., Spies, G. (1995): Bundesministerium für Gesundheit (Hrsg.): Methadon-Expertise: Expertise zum Einsatz von Methadon bei der Behandlung von Drogenabhängigen in Deutschland, IFT München

von illegalen Opiaten, die Minderung aller mit dem Erwerb verbundenen Aktivitäten, sowie die Verbesserung der Chancen für eine spätere Abstinenz. (Madlung, 2003)

3.3 Rechtliche Grundlagen der Methadonsubstitution

Rechtsgrundlagen der Substitutionstherapie befinden sich insbesondere im Suchtmittelgesetz (SMG), in der Suchtgiftverordnung (SV) und in dem Erlass des BMSG (Bundesministerium für soziale Sicherheit und Generationen). „Orale Substitutionsbehandlung von Suchtkranken" im Paragraph 8 des SMG besagt: „Suchtmittelhaltige Arzneimittel dürfen nach den Erkenntnissen und Erfahrungen der medizinischen oder veterinärmedizinischen Wissenschaft, insbesondere auch für Schmerz- sowie für Entzugs- und Substitutionsbehandlungen, verschrieben, abgegeben oder im Rahmen einer ärztlichen oder tierärztlichen Behandlung am oder im menschlichen oder tierischen Körper unmittelbar zur Anwendung gebracht werden."(Schopper, 2003) Des Weiteren befinden sich in § 11 Absatz 2 die folgenden gesundheitsbezogenen Maßnahmen: „die ärztliche Überwachung des Gesundheitszustandes, die ärztliche Behandlung einschließlich der Entzugs- und Substitutionsbehandlung, die klinisch-psychologische Beratung und Betreuung, die Psychotherapie sowie die psychosoziale Beratung und Betreuung durch qualifizierte und mit Fragen des Suchtgiftmissbrauchs hinreichend vertraute Personen. Personen, die wegen Suchtgiftmissbrauchs oder der Gewöhnung an Suchtgift gesundheitsbezogener Maßnahmen gemäß Abs 2 bedürfen, haben sich den notwendigen und zweckmäßigen, ihnen nach den Umständen möglichen und zumutbaren und nicht offenbar aussichtslosen gesundheitsbezogenen Maßnahmen zu unterziehen. „ (§11 Abs. 1) (ebenda)

Die Verschreibung, Abgabe und Verwendung von suchtgifthaltigen Arzneimitteln unterliegen Schopper zufolge der Suchtgiftverordnung in den Paragraphen 21 und 22, die unter anderem formale und inhaltliche Ausstellungsmerkmale der Suchtgift-Dauerverschreibung sowie die nur in Ausnahmefällen gewährte Suchtgift-Einzelverschreibung regelt. Vor Übergabe an die Apotheke ist die Dauerverschreibung dem zuständigen Amtsarzt zur Überprüfung und Fertigung vorzulegen.

Bei Substitutionsbehandlungen muss eine gute Koordination zwischen den behandelnden Ärzten, Apothekern und dem Personal der Drogeneinrichtungen bestehen, wobei auch Verschwiegenheits- und Meldepflichten beachtet werden müssen. Der Patient muss über die Behandlungsbedingungen aufgeklärt sein und nachweislich sein Einverständnis erteilt haben, dass er die vorgesehenen Einnahmemodalitäten befolgen wird, sich den ärztlichen Kontrollen unterziehen wird, den notwendigen zusätzlichen Betreuungsmaßnahmen nachkommen wird,

9

den Missbrauch von Suchtmitteln oder Arzneimitteln vermeidet, insbesondere die intravenöse Anwendung und die Weitergabe von Substitutionsmitteln unterlassen wird und seine Behandlung dem Bundesministerium für soziale Sicherheit und Generationen und der Bezirksverwaltungsbehörde gemeldet wird. (ebenda) „Während der Substitutionsbehandlung sind vom behandelnden Arzt regelmäßige, anfänglich häufigere Behandlungskontrollen, die die Prüfung des Gesundheitszustandes sowie Harnkontrollen beinhalten, durchzuführen." (Schopper, 2003) Des Weiteren reicht eine rein medizinische Behandlung meistens nicht aus, um die gewünschte Effektivität einer Methadonbehandlung zu erzielen. Deshalb ist eine psychosoziale Begleitbetreuung, die nach der Betäubungsmittelverschreibungsverordnung allerdings nicht verpflichtend ist, von meist großer Bedeutung. Nach Viethen werden solche Betreuungsangebote dann aber durch AUB-Richtlinien oder bestimmte Kassenärztliche Vereinigungen doch zu einer Verpflichtung. (Viethen, 2004, S.185)

3.3.1 Indikation für eine Substitution

Die Substitution ist als ein Bestandteil eines umfassenden Therapiekonzeptes durchzuführen und dient der Behandlung einer manifesten Opiatabhängigkeit mit dem Ziel der schrittweisen Wiederherstellung der Betäubungsmittelabstinenz, wodurch auch eine Besserung und Stabilisierung des Gesundheitszustandes erreicht werden soll. Die Substitution kann als Unterstützung der Behandlung einer neben der Opiatabhängigkeit bestehenden schweren Erkrankung durchgeführt werden oder sie soll eine Verringerung der Risiken einer Opiatabhängigkeit während einer Schwangerschaft und nach der Geburt bewirken. (indro-online.de, 2002) Nach dem BMSG ist die Verschreibung von oral einzunehmenden suchtgifthaltigen Arzneimitteln als Ersatz für missbräuchlich zugeführte Suchtmittel im Rahmen einer Substitutionsbehandlung in folgenden Fällen medizinisch begründbar, wenn eine manifeste Opiatabhängigkeit länger als ein Jahr vorliegt. Außerdem müssen Entzugstherapien unter ärztlicher Kontrolle gescheitert sein, keine Möglichkeit bestehen eine drogenfreie Therapie derzeit durchzuführen oder wenn die substitutionsgestützte Behandlung im Vergleich mit anderen Therapiemöglichkeiten die größte Chance zur Heilung oder Besserung bietet. Die Methadonsubstitution ist zum Beispiel induziert, wenn ein Abhängiger HIV infiziert ist, wenn bei einer Opiatabhängigen gleichzeitig eine Schwangerschaft besteht oder wenn der Ehe- oder Lebenspartner mindestens 1 Jahr abhängig ist. „Bei einer erst kürzer als zwei Jahre bestehenden Opiatabhängigkeit sowie bei Opiatabhängigen, die das 18. Lebensjahr noch nicht vollendet haben, erfolgt eine Überprüfung (…). In diesen Fällen ist die

Substitution in der Regel nur als zeitlich begrenzte Maßnahme zum Übergang in eine drogenfreie Therapie zulässig." (ebenda) Zusätzlich gehört zur Indikation der Substitution ein umfassendes Therapiekonzept, welches verschiedene Punkte beinhaltet. Nach § 3 der *Richtlinien über die Bewertung ärztlicher Untersuchungs- und Behandlungsmethoden* (BUB-Richtlinien) muss ein umfassendes Therapiekonzept eine ausführliche Anamnese, eine körperliche Untersuchung, eine Abklärung von eventuell vorliegenden Suchtbegleit- oder Suchtfolgeerkrankungen und eine sorgfältige Abwägung, ob für den individuellen Patienten eine drogenfreie oder eine substitutionsgestützte Behandlung angezeigt ist, beinhalten. Des Weiteren muss innerhalb eines umfassenden Therapiekonzepts eine Ermittlung des Hilfsbedarfs (zum Beispiel einer psychosozialen Betreuung) und eine individuelle Therapieplanerstellung durchgeführt werden. Verlaufs- und Ergebniskontrollen und den Abschluss einer Behandlungsvereinbarung mit dem Patienten beinhaltet nach § 3 der BUB-Richtlinien ein umfassendes Therapiekonzept ebenfalls. (ebenda)

3.3.2 Psychosoziale Betreuung

„Opiatabhängigkeit selbst ist eine schwere chronische Erkrankung, welche durch ein hohes Maß an psychiatrischer und somatischer Komorbidität gekennzeichnet ist."(Lipburger, 2003) Wie schon im Kapitel „Rechtliche Grundlagen" erwähnt, wird die Nutzung einer psychologischen Betreuung nach den AUB-Richtlinien zu einer Verpflichtung, wobei Inhalt und Umfang der Betreuung zwischen den verschiedenen Bundesländern und Kommunen stark variieren. Es gibt große Unterschiede sowohl in der Qualität als auch in der Finanzierung dieser Angebote des Drogenhilfesystems, „d.h. Organisation und Angebotsstruktur von PSB vollziehen sich bundesweit uneinheitlich je nach professions- und disziplinspezifischem, fachlichem, institutionellem (trägerspezifischem), politischem, kostenträgerspezifischem, leitliniengeprägtem und persönlichem theoretischen, ideologischen, moralischen oder religiösen Hintergrund, zu dem sich darüber hinaus auch die konkrete Planung der Organisationsstruktur und die Arbeitspraxis beeinflussende, individuell unterschiedliche positive und/oder negative Einstellungsmuster beispielsweise gegenüber Drogen, Drogengebrauchenden/-abhängigen, Substitutionsbehandlungen und Drogenpolitik gesellen. Dass sich Politiker, Verwaltungskräfte und Medienmitarbeiter angesichts der o.g. Translationsleistungen in den terminologischen, interdisziplinären und handlungsfeld-bezogenen Labyrinthen noch weniger zurechtfinden als die in der Praxis agierenden Professionellen, dürfte nachvollziehbar sein." (Gerlach, 2003) Der Oberbegriff „psychosoziale Betreuung" (PSB) fasst „ (…) die sozialen, sozialtherapeutischen und

11

psychotherapeutischen Angebote und Maßnahmen (…) (zusammen), die als Elemente eines integrierten suchttherapeutischen Behandlungsplanes zur Entwicklung und Stabilisierung der materiellen, sozialen und psychischen Situation der Patienten beitragen bzw. soziale und psychische Rehabilitationsprozesse initiieren und fördern sollen" (Gastpar[3] et al. 1998, S.107 zitiert nach Viethen, 2004, S.185) Nach Gerlach umfasst der Sammelbegriff PSB eine Komplexität aus psychosozialen Angeboten. Diese sind zum Beispiel: Krisenintervention, Schuldner- und Rechtsberatung, Hilfe bei Arbeitsplatz- und Wohnraumbeschaffung, Unterstützung bei der Aufnahme schulischer und beruflicher Qualifizierungsmaßnahmen, Freizeitgestaltung, Beratung bei Partnerproblemen, Safer - Use, Safer-Sex- und Ernährungsberatung, Beratung hinsichtlich Kindererziehung und Betreuung, Unterstützung bei rechtlichen Problemen zur Haftvermeidung oder auch (therapeutische) Gruppenarbeit. Hieraus kann man das Problem der psychosozialen Betreuungen erkennen, denn wie beschrieben heißt PSB nicht gleich PSB. Doch meist befinden sich Methadonpatienten zu Anfang ihrer Therapie in prekären Lebenslagen und sind psychosozial oftmals belastet, deshalb sind die psychosozialen Begleitmaßnahmen besonders bei Therapieanfang von großer Bedeutung. Doch eine obligatorische Teilnahme aller Substitutionspatienten an psychosozialen Unterstützungs- und Therapiemaßnahmen ist aus Ralf Gerlachs Sicht abzulehnen, „da die Gefahr besteht, dass ein solcher Verpflichtungsmechanismus kontraproduktive Effekte hervorrufen und in einer widerwilligen und damit therapeutisch wertlosen Zwangsübung für die Betroffenen resultieren kann: Unter Zwangsbedingungen lässt sich ein offenes Vertrauensverhältnis zwischen „Betreuer"/Therapeut und Angebotnutzenden nur schwer etablieren. Die Teilnahme muss eigenmotiviert und auf freiwilliger Basis erfolgen - Ausnahme: schweres psychiatrisches Krankheitsbild mit Selbst- und/oder Fremdgefährdung." (Gerlach, 2003) Die Einstellung „Ich weiß, was für Dich gut ist", ist nach Gerlach als Anmaßung abzulehnen. Individualitäten der Patienten müssen von den Betreuern berücksichtigt werden und die Patienten müssen sich innerhalb einer Therapie verstanden fühlen, wodurch auch ihre Mitmachbereitschaft steigt. Unter diesen Voraussetzungen kann eine PSB gute positive Effekte auslösen. Ziele einer PSB sind die Vermittlung eines positiven Einflusses auf den Verlauf der Substitutionsbehandlung und den Entwicklungsprozess der Patienten. Allgemein sollen durch psychologische Betreuung zum Beispiel Änderungen der Wertvorstellungen im kognitiven Bereich der Patienten erreicht werden.

---

[3] Gastpar, M., Heinz, W., Poehlke, T., Raschke, P. (1998): Glossar: Substitutionstherapie bei Drogenabhängigkeit. Berlin/Heidelberg

3.4 Pro Dauermedikation Methadon

Der Stoffwechselforscher und Pharmakologe Dole formulierte Anfang der 60er die so genannte metabolische Theorie der Opiatsucht, die besagt, dass die Opiatsucht mit einer Stoffwechselerkrankung, wie zum Beispiel dem Diabetes mellitus vergleichbar ist. Insulin sei daher dem Methadon gleichzusetzen. (Viethen, 2004, S.159) „Man weiß heute, dass auch bei langfristiger Verabreichung von Methadon keine schädlichen Wirkungen zu erwarten sind, insbesondere auch keine Beeinträchtigungen intellektueller und psychomotorischer Funktion und der pränatalen und neonatalen Entwicklung." (Gmür, 1981, S.54) Ein Heroinabhängiger schwankt emotional zwischen Euphorie und Depression und steht unter ständigem Druck sich Heroin beschaffen zu müssen, da Heroin nur eine kurze Wirkungsdauer von vier bis sieben Stunden hat. Da Methadon hingegen eine länger andauernde Wirkung von 24 bis 36 Stunden hat, wobei die Gefühlsregung bei körperlichem Wohlbefinden „normal" stabil bleibt. Aufgrund dieser Wirkung und Wirkungsdauer ist die Methadonsubstitution von Heroinabhängigen als positiv anzusehen, da auf diese Weise Sozialbeziehungen verbessert werden können. (Moebius, 1980, S.46) Nach Moebius können Heroinabhängige, die sich einer Methadonsubstitution unterziehen, sogar wieder Arbeit aufnehmen. Nach Experten der „Deutschen Hauptstelle gegen die Suchtgefahren" (1980) sprechen noch wenige weitere Punkte für eine Methadondauermedikation. Dazu zählen eine verminderte Beschaffungskriminalität und ein Vermeiden der Krankheitsgefahr durch unsterile Injektionsnadeln aufgrund oraler Einnahme von Methadon. (Moebius, 1980, S.48) Weitere positive Effekte werden durch die Entfernung des abhängigen Fixers aus der Szene erreicht, da dies für andere die Wegnahme einer Infektionsquelle der Sucht bedeuten kann. Außerdem blockiert Methadon, wenn auch nur teilweise das Verlangen nach Heroin und seine euphorisierende Wirkung. Madlung zufolge haben Studien belegt, dass eine Langzeitbehandlung mit Methadon zur Verminderung von illegalem Substanzgebrauch, und zu einer Verminderung der Mortalitäts- und Morbiditätsrate führt. Einen nicht unerheblichen Vorteil gewinnt die Methadonbehandlung auch durch ihre weitestgehend ambulante Durchführung, wodurch die Anwendung ausgedehnt wird und nahezu eine unbegrenzte Anzahl von Patienten gleichzeitig behandelt werden kann. „Auf diese Weise kann die gegenwärtige unverantwortliche Situation bedeutend erleichtert werden, in der Süchtige, die verzweifelt um Behandlung nachsuchen, auf „Wartelisten" gesetzt werden, weil die langfristigen Rehabilitations-Programme bis zum Äußersten überfüllt sind." (Newman, 1986, S.8)

3.5 Contra Dauermedikation Methadon

In punkto Contra gibt es in meiner verwendeten Literatur eine Vielzahl von Argumenten im Gegensatz zum Pro der Dauermedikation. Nach Gmür wird durch die Substitutionstherapie schlicht eine Sucht durch eine andere ersetzt. „Das Erlangen von Suchtfreiheit wird in der Behandlung von Süchtigen (...) in psychiatrischen Lehrbüchern als unbezweifelbares Behandlungsziel postuliert." (Gmür, 1981, S.54) Nach der Deutschen Hauptstelle gegen Suchtgefahren sprechen 23 Argumente gegen eine Methadondauermedikation. Da Heroin nur durch ein anderes Suchtmittel der Opiat-Gruppe ersetzt wird, welches sogar eine doppelte Wirksamkeit pro Gewichtseinheit aufweist, bleibt die Abhängigkeit unverändert bestehen. Durch eine dauerhafte Vergabe vom Substitutionsmittel wird ein Eindruck der Unheilbarkeit und ein Anspruch der Dauerversorgung erweckt. Außerdem wird die Teilnahme an dauerhaft drogenfreien Entwöhnungsprogrammen stark vermindert, da Heroinabhängige durch Substitutionsangebote in ihrer Motivation zum vollständigen Entzug vermindert sind. Nicht nur Therapeuten, sondern besonders auch Ex-User sprechen sich daher gegen Methadonerhaltungsprogramme aus. „Sie empfinden sie als ein billiges Mittel des Establishments, die Sozietät zu schützen, ohne den Abhängigen von seiner Sucht zu befreien." („Deutsche Hauptstelle gegen die Suchtgefahren" zitiert nach Moebius, 1980, S.48) Ein weiteres Problem der Methadonbehandlung besteht in dem häufigen Begleitkonsum. Der Beikonsum von Heroin, der auch während der Substitution von vielen nicht aufgegeben werden kann, belegt, dass die pharmakologische Wirkung des Substituts auf jeden Fall Grenzen aufweist. Durch eine Teilblockierung der Rezeptoren durch Methadon werden zur Euphorisierung höhere Dosen Heroin benötigt als zuvor, dieses birgt die Gefahr von lebensgefährlichen Vergiftungen. Wegen der fehlenden euphorisierenden Wirkung vom Heroinbeikonsum weichen viele Methadonpatienten auf andere Rauschmittel, die nicht der Opiatgruppe zugehören, aus. Es kann zu einer Polytoxikomanie kommen. Bei 80% der Methadonsubstituierten werden unreine Urine gefunden. („Deutsche Hauptstelle gegen die Suchtgefahren" zitiert nach Moebius, 1980, S.49) Besonders ein Alkoholmissbrauch wird häufig unter den Patienten beobachtet. Sehr problematisch ist die Verstärkung anderer applizierter Mittel, die durch das Methadon hervorgerufen wird, wodurch unkontrollierbare Gefahren entstehen. Nach Neustädter lässt sich der Beikonsum anderer psychotroper Substanzen aus pharmakologischer Sicht erklären: Da sich Methadon nur an bestimmte Rezeptoren haftet, wird die Wirkung anderer, gleichzeitig applizierter Substanzen, die über andere Mechanismen vermittelt werden, wie beispielsweise Kokain, Amphetamine, Benzodiazepine und Alkohol, nicht oder nur geringfügig beeinflusst. Nach der Deutschen

Hauptstelle gegen die Suchtgefahren ist die erhoffte Entkriminalisierung der Abhängigen durch eine Substitution auch nicht immer und oft nicht auf Dauer zu erzielen. Es kann sogar durch das Methadon zu kriminellen Tätigkeiten von Patienten kommen, denn trotz bester Kontrollen erscheint Methadon auf dem Schwarzmarkt. Wie schon erwähnt entsprechen dem Contra auch die schweren Entzugserscheinungen von Methadon im Gegensatz zu denen von Heroin. Wie schon im Abschnitt „Nebenwirkungen vom Methadonkonsum" beschrieben, sind diese auch nicht unerheblich, besonders der Dauerkonsum führt zu unerwünschten Langzeitwirkungen, wozu auch die vermehrt auftretenden Depressionen von Methadonpatienten zählen. Auch aus diesem Grund ist es sehr wichtig, eine psychologische Betreuung zu gewährleisten. Abschließend ist in punkto Contra aber noch zu erwähnen, dass es zweifellos möglich ist, „innerhalb eines gut geführten Methadon-Erhaltungsprogramms einen Teil der Gegenargumente abzufangen. Jedoch hat sich nach deutschen Erfahrungen gezeigt, dass die erreichten Therapieeffekte nicht langfristig über das Ende des Programms hinaus erhalten bleiben." („Deutsche Hauptstelle gegen die Suchtgefahren" zitiert nach Moebius, 1980, S.50)

4. Fazit

Wie zuvor in den Abschnitten „Pro" und „Contra" von Methadon erwähnt, gibt es viele Vorteile einer solchen Behandlung, aber nach der Meinung der deutschen Hauptstelle gegen die Suchtgefahren überwiegend Nachteile. Dem entgegen spricht aber, dass diese Argumente dem Jahr 1980 entstammen, als die Methadon-Erhaltungsprogramme noch lange nicht so ausgereift waren, wie sie es heute sind. Newman ist zum Beispiel auch ganz anderer Meinung. Seiner Meinung nach haben die Methadon-Erhaltungsprogramme gegenüber Heroinentzügen, mit dem Ziel der Abstinenz, einen erheblichen Vorteil. Ihm zufolge ist eine Entzugsbehandlung in ihrer Wirksamkeit zeitlich beschränkt, da früher oder später ein Rückfall die Regel ist und nicht die Ausnahme. „Denn wir wissen, dass nach vollendeter Entziehung von der physischen Abhängigkeit der frühere Heroinsüchtige fast ausnahmslos wieder auf illegale Drogen zurückgreifen wird." (Newman, 1986, S.8) Denn nach Newman hat andererseits die Erfahrung überall auf der Welt gezeigt, „dass die Mehrzahl der Patienten fähig sind (…), eine normale, produktive, von der Gesellschaft akzeptierte und sie selbst befriedigende Lebensweise aufzunehmen, wenn und solange sie durch regelmäßige Dosen von Methadon aufrechterhalten werden." (Newman, 1986, S.9) Es kommt natürlich auch immer auf die individuelle Persönlichkeitsstruktur, „Heroinkarriere" und den Willen der Patienten gegen die Droge an, welche Behandlungsmöglichkeiten gegen die Heroinsucht in

Betracht gezogen werden können. Der Erfolg und die Chancen, die zum Beispiel durch eine Methadonsubstitution entstehen können, werden also von vielen verschiedenen Faktoren bedingt. Meiner Meinung nach, um noch mal die Titelfrage aufzugreifen, kann die Methadonsubstitution von Heroinabhängigen einen Segen darstellen, muss es jedoch nicht zweifelsfrei. Bei manchen Indikationen, wie zum Beispiel in schweren Fällen der Opiatsucht, die durch eine schwere Krankheit begleitet sind, kann eine Substitution zweifellos eine Verbesserung in verschiedenen Lebensbereichen für den Patienten erbringen. Durch das größte Ziel in der Behandlung von Heroinabhängigen besteht nach wie vor in der Suchtmittelfreiheit, da diese für den Patienten natürlich einen großen Vorteil gegenüber der Substitution bietet, sowohl aus gesundheitlichen Gründen als auch finanziellen, zumindest solange der Ex-User auch drogenfrei bleibt und nach einer Abstinenztherapie keinen Rückfall erleidet. Aus meiner Sicht sind die Methadonsubstitutionen nicht als Behandlung erster Wahl zu sehen, sondern vielmehr die Entzugstherapie. Zumindest bei Patienten, die einen großen Willen haben ihren Heroinkonsum zu beenden, sollten primär Abstinenztherapien bevorzugt werden, da sie durch eine Methadonsubstitution auch weiterhin körperlich belastet werden würden. Durch Methadon wird die Heroinsucht, wie bereits erwähnt, nur ersetzt durch eine Methadonsucht. Auch wenn Methadon aus verschiedenen zuvor beschriebenen Gründen Vorteile gegenüber dem Heroinkonsum bietet, bestehen oftmals Neben- und Langzeitwirkungen und weitere Gefahren liegen in dem Beikonsum. Deshalb sollte eine Behandlung von Heroinabhängigen gut durchdacht werden und individuelle Vor- und Nachteile von bestehenden Therapiemöglichkeiten mit dem Patienten zusammen besprochen werden, um die mit den besten positiven Effekten behaftete Therapieform ausfindig zu machen. Abschließend ist zu sagen, dass eine Methadonsubstitution als Palliativmedizin anzusehen ist und dementsprechend vorwiegend in „unheilbaren" Fällen angewandt werden sollte.

5. Literatur

Bätzing, Sabine (2007a) Bundesministerium für Gesundheit (Hrsg.): Drogen- und Suchtbericht Mai 2007, Berlin

Bätzing, Sabine (2007b): Bundesministerium für Gesundheit (Hrsg.): Qualitäten der Suchtbehandlung: Ziele und Umsetzungsperspektiven, Berlin

Bühriger, G., Künzel, J., Spies, G.(1997): Methadon-Substitution bei Opiatabhängigen. In: Watzl, H., Rockstroh, B.: Abhängigkeit und Missbrauch von Alkohol und Drogen, Hogrefe Verlag, Göttingen

Gerlach, R. (2000): Anzahl Methadonpatienten weltweit, INDRO e. v. Münster, in: http://www.indro-online.de/patientenzahlen.htm

Gerlach, R. (2003): Konzepte in der psychosozialen Beratung/Betreuung von Substituierten - Denn sie wissen nicht, was sie tun? INDRO e. v. Münster, in: http://www.indro-online.de/psb.htm

Gerlach, R. (2004): Methadon im geschichtlichen Kontext: Von der Entdeckung der Substanz zur Erhaltungsbehandlung. Onlinepublikation: www.indro-online.de/methageschichte.pdf, INDRO e.V., Münster

Gerlach, R., Schneider, W. (1994): Methadon- und Codeinsubstitution. Verlag für Wissenschaft und Bildung, Berlin

Gmür, M. (1981): in Psychiatrische Praxis: Die Methadonbehandlung von Heroinfixern. Konzept der Therapiepolarisierung, Georg Thieme Verlag, Stuttgart

Lipburger, M. (2003): „Psychosoziale Betreuung". In: Leopold-Franzens-Universität Innsbruck Institut für Suchtforschung/KH Maria Ebene (Hrsg.): Substitutionstherapie. Weiterbildungsveranstaltung für praktische Ärzte und Fachärzte für Psychiatrie, Frastanz

Madlung, E. (2003): „Psychopharmakologische Aspekte der Substitutionstherapie". In: Leopold-Franzens-Universität Innsbruck Institut für Suchtforschung/KH Maria Ebene (Hrsg.):

Substitutionstherapie. Weiterbildungsveranstaltung für praktische Ärzte und Fachärzte für Psychiatrie, Frastanz

Moebius, M. (1980): Pro und Contra Methadon. In: Psychologie Heute 1980: Im Kampf gegen die Heroin-Sucht

Newman, R.G., Gerlach, R. (2003):Methadonsubstitution: Skizzierung zentraler Therapiegrundlagen in: http://www.indro-online.de/methabasics.htm

Newman, R.G. (1986): Methadon-Behandlung der Heroin-Sucht: Pharmakologische Begründung und praktische Anwendung, Düsseldorf

Neustädter, H. (1996): Pharmakologische Aspekte der Methadonbehandlung. In: Hoffmann, W., Rethy, S.(Hrsg): Medikamentös gestützte Suchtbehandlung, Roderer Verlag, Regensburg

Schopper, J. (2003): „Rechtliche Grundlagen". In: Leopold-Franzens-Universität Innsbruck Institut für Suchtforschung/KH Maria Ebene (Hrsg.): Substitutionstherapie. Weiterbildungsveranstaltung für praktische Ärzte und Fachärzte für Psychiatrie, Frastanz

Viethen, M. (2004): Was erreichen Methadonbehandlungen? Historische Rekonstruktion gesellschaftlichen Umgangs mit Drogenkonsum und kritische Beurteilung von Substitutionsverläufen und Therapiezielen, Maro Verlag, Augsburg

6. Verwendete Links

http://www.bmg.bund.de/cln_040/nn_604834/DE/Themenschwerpunkte/Drogen-und-Sucht/Internationale-Drogenpolitik/Treffen-der-EU-Drogenkoordina-2422.html

http://www.indro-online.de/aub.htm (1999)

http://www.indro-online.de/bub2002.htm (2002)

http://www.suchtzentrum.de/drugscouts/dsv3/stoff/methadon.html